7 días para volver a dormir

Resumen

¿Quién soy yo?

Me llamo Jonathan White y escribí esta guía corta porque soy un especialista en medicina del sueño. He ayudado a miles de personas a recuperar el sueño aplicando métodos y técnicas sencillas y prácticas.

Me di cuenta de que, desafortunadamente, mucha gente luchaba contra el insomnio y que les resultaba difícil encontrar una solución duradera para solucionar su problema. Por lo tanto, decidí redactar este mini guía para permitirles recuperar el sueño en 7 días.

He aprovechado mi experiencia y experticia para desarrollar este programa potente y accesible para todos. Esta guía contiene ejercicios y consejos prácticos para aprender a conocerse mejor y optimizar sus hábitos de vida para mejorar el sueño. Espero que ayude a los lectores a recuperar el sueño naturalmente y a largo plazo.

¡Buena lectura!
Jonathan

ADVERTENCIA

El contenido de este mini-guía se proporciona únicamente con fines informativos y no debe considerarse como un diagnóstico o tratamiento para cualquier insomnio. La información contenida en este mini-guía en ningún caso debe reemplazar el consejo médico.

Si usted padece de insomnio, por favor consulte con un profesional capacitado para determinar la causa, la gravedad y el tratamiento adecuado. La información contenida en este mini-guía se basa en la experiencia personal y los conocimientos del autor, pero no necesariamente representan directrices generales para todos los casos de insomnio.

No garantizamos que las estrategias y métodos propuestos funcionen para usted y no podemos ser responsables si estas estrategias y métodos no proporcionan los resultados esperados.

Día 1: Definir el problema

El primer día de su recorrido para dormir mejor, comienza definiendo el problema. ¿Qué es lo que causa sus insomnios? ¿Tiene problemas para quedarse dormido o para permanecer dormido? ¿O tal vez los dos? ¿Es un problema que existe desde hace mucho tiempo o es nuevo?

Cuando tratas de entender qué causa tus insomnios, debes examinar los factores de estrés y los factores del entorno que pueden afectar tus noches.

Algunos factores de estrés pueden incluir:

- Un mal día en el trabajo

- Problemas de relación

- Dificultades financieras

- Problemas de salud

- Preocupación por situaciones inciertas

Cargar demasiado trabajo, tener horarios irregulares y cambios frecuentes en las rutinas también pueden ser fuentes de estrés.

En lo que respecta a los factores ambientales, deberías analizar el cuarto. Tu cuarto debe ser un santuario. Tu cama debe ser un lugar donde puedes relajarte y donde puedes dormir sin ser interrumpido por factores externos como el ruido, la luz, los olores, la temperatura y la humedad.

Debería también revisar sus rutinas antes de acostarse. Revise lo que hace cada noche antes de acostarse y si esto tiene algún impacto en su sueño. ¿Debería hacer cambios a estos hábitos para ayudarle a dormir mejor?

También deberías examinar tu alimentación y tu consumo de cafeína. Evita beber café o bebidas con cafeína después de las 16:00. Además, trata de comer de manera saludable y equilibrada y evita consumir alimentos ricos en grasas antes de acostarte.

Por último, es importante tener en cuenta la actividad física. Una actividad física regular puede ayudar a mejorar la calidad del sueño y prevenir el insomnio. Sin embargo, asegúrate de no hacer ejercicios demasiado cerca de la hora de acostarse, ya que esto te puede impedir conciliar el sueño.

Así, para comprender lo que está causando sus insomnios, deberá examinar las fuentes de estrés, los factores ambientales y sus hábitos antes de acostarse. Una vez que entienda lo que está causando sus insomnios, podrá comenzar a encontrar soluciones para ayudarlo a dormir mejor y acabar con los insomnios.

Comprender las causas del insomnio

Entender las causas del insomnio puede ayudar a encontrar soluciones para recuperar un sueño reparador y duradero. El insomnio, que a menudo forma parte de un conjunto de trastornos del sueño, puede tener varias causas diferentes.

Las principales causas de insomnio son las siguientes:

Los trastornos mentales y emocionales: trastornos como la depresión y la ansiedad pueden causar dificultades para conciliar el sueño o mantenerlo.

Los factores ambientales: el ruido y la luz pueden influir en la calidad y la duración del sueño.

- Los medicamentos: algunos medicamentos pueden causar trastornos del sueño.

- Los malos hábitos del sueño: el hecho de dormir a horas irregulares o dormir demasiado puede provocar dificultades para conciliar el sueño y mantenerlo.

- Los hábitos alimenticios: los alimentos consumidos en momentos inadecuados o los productos que contienen cafeína pueden interferir con el sueño.

- Las enfermedades crónicas: algunas enfermedades como la apnea del sueño o la fibromialgia pueden causar problemas del sueño.

- Los trastornos del ritmo sueño-vigilia: para personas que padecen un trastorno del ritmo sueño-vigilia, el sueño puede ser muy perturbado.

- La edad: el sueño puede ser afectado por el envejecimiento y los cambios relacionados con la edad.

Los problemas personales y profesionales: los problemas personales o profesionales pueden interferir con el sueño.

En conclusión, entender las causas del insomnio es esencial para encontrar soluciones para recuperar un sueño reparador y duradero. Al identificar y tratar las causas subyacentes, es posible mejorar la calidad del sueño y el bienestar general.

Entender el ciclo del sueño

El sueño es un proceso complejo y esencial para la salud y la calidad de vida. Se trata de un ciclo de fases que se suceden durante la noche. Aprender a comprender el ciclo del sueño es el primer paso para poder controlarlo y recuperar un sueño óptimo.

Las etapas del ciclo del sueño

El ciclo del sueño está compuesto por dos fases principales: la fase de vigilia y la fase de sueño profundo. La fase de vigilia es el estado en el que la persona está despierta y consciente, mientras que la fase de sueño profundo es el estado en el que el cerebro es menos activo y el cuerpo está completamente relajado. Entre estas dos fases, hay cuatro estados más del sueño:

- Estadio de sueño ligero: este estadio se caracteriza por una frecuencia cardiaca y respiratoria más lenta y una disminución de la actividad muscular.

- Etapa 3: es la etapa donde el sueño profundo comienza a manifestarse. Se caracteriza por una mayor relajación y el comienzo del sueño.

- Etapa 4: esta etapa es la etapa más profunda del sueño y se caracteriza por una actividad cerebral muy baja.

- Etapa 5: esta etapa es la etapa del sueño paradójico y se caracteriza por un nivel muy alto de actividad cerebral y movimientos oculares muy rápidos.

Duración del ciclo de sueño

El ciclo del sueño dura aproximadamente 90 minutos. Cada ciclo está compuesto por varias etapas y cada etapa dura alrededor de 20 minutos. Durante una noche, una persona puede pasar por cinco a seis ciclos de sueño. Por lo tanto, es importante entender el ciclo del sueño para planificar horas adecuadas de sueño y tener una buena calidad de sueño.

Beneficios del sueño

El sueño es muy importante para el cuerpo y la mente. Permite que el cuerpo se regenere y se cure. También permite que la mente descanse y funcione correctamente. Una buena noche de sueño ayuda a mejorar la concentración y la memoria, a reducir el estrés y a mejorar el rendimiento físico y mental.

Los hábitos diarios

Para entender el ciclo del sueño, es importante tener en cuenta los hábitos diarios. Es importante mantener una rutina de sueño, acostarse y levantarse a la misma hora todos los días. También es importante limitar el consumo de cafeína y otros estimulantes, así como el consumo de alcohol y otras sustancias que puedan interferir con el ciclo del sueño. Además, es importante hacer ejercicio regularmente y adoptar técnicas de relajación para relajarse y facilitar el sueño.

Es finalmente importante crear un ambiente propicio para un sueño reparador: una habitación oscura, fresca y silenciosa y un colchón y almohadas cómodas. El mantenimiento de una rutina de sueño y de una alimentación saludable y equilibrada es igualmente esencial para garantizar que el ciclo del sueño sea óptimo.

Entender los efectos dañinos del insomnio

La insomnio es un trastorno del sueño que afecta a muchas personas y puede tener efectos perjudiciales para la salud. A menudo se asocia con consecuencias importantes en la calidad de vida de las personas que la sufren, tanto a nivel emocional y físico como a nivel social y profesional.

Para empezar, es importante entender que el insomnio es un síntoma y no una enfermedad en sí misma. Los insomnios generalmente están relacionados con otros factores tales como el estrés, la ansiedad, problemas de salud física o mental, el uso de ciertos medicamentos, cambios en el estilo de vida y otros factores.

Debido a los efectos negativos de la insomnía, es importante tomar medidas para entender las causas y adoptar métodos para abordarlas. Aquí hay algunos de ellos:

- Aumentar los niveles de serotonina y dopamina en su cuerpo. Estos dos productos químicos están involucrados en el control del humor y el sueño.

- Adapta tu entorno a tu sueño. Esto significa mejorar tu habitación para que sea más adecuada para tu sueño, como tener una temperatura adecuada, un color de pintura adecuado, un colchón cómodo, una luz mínima, sonidos tranquilos, etc.

- Modifique su alimentación. Comer alimentos que favorezcan el sueño puede ayudar enormemente a mejorar su descanso. Esto incluye alimentos ricos en triptófano, vitamina B6, magnesio y zinc.

- Reducir el estrés. La gestión del estrés puede tener un impacto importante en su sueño.

- Intente practicar ejercicios de relajación o métodos de relajación como la meditación y la respiración profunda.

- Practicar una actividad física. Una actividad física moderada puede ayudar a aliviar el estrés y mejorar la calidad de su sueño.

- Limitar el uso de medios y dispositivos electrónicos. Las luces azules de televisores, computadoras y teléfonos estimulan el cerebro y pueden perturbar tu sueño.

Finalmente, también es importante consultar a un médico si padece de insomnio. Él puede ayudarle a comprender las causas de su insomnio y desarrollar un plan de tratamiento adecuado a su situación.

Día 2: Los hábitos a tomar

El segundo día está dedicado a los hábitos que tomar para acabar con el insomnio y recuperar el sueño. En esta nueva etapa del programa, vamos a implementar ritos y hábitos que te permitirán dormir mejor y sentirte más descansado.

Primero, es importante no dormirse demasiado durante el día. Aunque el sueño sea beneficioso, el dormirse durante el día puede tener efectos negativos en el sueño nocturno. Por lo tanto, evite hacer la siesta y si siente que se está quedando dormido, levántese y haga una actividad que lo mantenga despierto.

Del mismo modo, evite tomar bebidas que contengan cafeína. Esta última puede tener un impacto negativo en el sueño ya que es un estimulante que reduce la calidad del sueño.

Finalmente, intente levantarte y acostarte a horas regulares. Desarrollar una rutina de sueño puede ayudarte a encontrar el sueño más fácilmente y a despertarte más descansado. En esta rutina, intenta evitar actividades que te exciten, como ver películas o series o jugar videojuegos.

Para prepararse mejor para dormir, también es útil desarrollar rituales de relajación. Por ejemplo, puedes acostarte y hacer una sesión de respiración profunda, realizar una actividad física ligera, leer un libro o escuchar música relajante. Estas actividades te ayudarán a relajarte y prepararte mejor para el sueño.

Por último, antes de acostarse, trate de desconectarse de las pantallas. Las pantallas, especialmente las computadoras y los teléfonos celulares, son generalmente fuentes de estimulación que pueden perjudicar su sueño. Por lo tanto, se recomienda alejarse de las pantallas al menos una hora antes de acostarse.

Siguiendo estos consejos, podrás prepararte para un sueño más profundo y reparador.

Establecer un horario para dormir

El ritmo del sueño es esencial para recuperar una buena calidad del mismo. Por lo tanto, es fundamental crear un horario de sueño regular, una rutina de acostarse y levantarse que se adapte a tu organismo.

Para crear un ritmo de sueño que se adapte a su cuerpo, deberá:

- Determine un horario de sueño regular: establece un horario de acostarse y levantarse constante, incluso los fines de semana. Intenta acostarte y levantarte a la misma hora todos los días.

- Acuéstate solo cuando estés cansado: no fuerces el sueño, puedes despertarte antes por la mañana. Si no puedes dormir, intenta relajarte leyendo un libro, escuchando música o tomando un baño caliente.

- Usa un despertador en lugar de contar con un sueño reparador: cuando caes en los brazos de Morfeo, es más difícil regular la hora a la que te levantas, así que planifica tu sueño y configura tu despertador.

- Evite hacer siestas demasiado largas: las siestas pueden ser muy beneficiosas pero ten cuidado de no sobre-dormirte, esto puede afectar la calidad de tu sueño por la noche.

- Evite las sustancias que perturban el sueño: el alcohol, el tabaco y ciertos medicamentos pueden tener efectos negativos en tu sueño. Limita los estimulantes, como la cafeína, temprano en el día.

- Evita las actividades estimulantes antes de ir a la cama: los videojuegos, las tareas físicas e intelectuales, como los crucigramas, y el estrés pueden ser estimulantes y evitar que te duermas.

- Crear un ambiente tranquilo: tu habitación debe ser tranquila, oscura y fresca. Utilice cortinas y persianas para bloquear la luz, un humidificador para mantener la humedad y velas si es necesario.

- Hacer ejercicio regularmente: el ejercicio puede ayudarle a sentirse más cansado por la noche y a dormir mejor por la noche. Elija actividades no estimulantes, como caminar, nadar, yoga o estiramiento, y trate de hacerlas temprano en la mañana o al final de la tarde.

- Prepara una bebida caliente antes de acostarse: la manzanilla, el té de menta o la leche caliente pueden ayudarte a relajarte y a dormirse más fácilmente.

- Limite el uso de dispositivos electrónicos antes de acostarse: las luces azules de los pantallas pueden ser muy estimulantes y afectar la calidad de tu sueño. Intenta apagar todos los dispositivos electrónicos una hora antes de acostarte.

Tomando estas precauciones, podrás crear un ritmo de sueño adecuado y sentirte más descansado y listo para enfrentar el día.

Técnicas de relajación

Hoy abordaremos las técnicas de relajación que son esenciales para recuperar el sueño. Es indispensable tomarse un descanso y encontrar formas de calmar el cuerpo y la mente para volver a dormir.

Las técnicas de relajación pueden ser muy variadas, pero todas tienen el mismo objetivo: desarrollar una conciencia serena y tranquila que favorezca la relajación y el sueño. Aquí hay algunos ejemplos de técnicas de relajación para probar:

- Meditación: La meditación es una forma eficaz de relajación que busca liberar su mente de todos los pensamientos y distracciones que podrían impedirle dormir. Se recomienda meditar durante unos 10 a 15 minutos antes de acostarse para relajarse.

- Respiración profunda: Esta técnica permite liberar las tensiones musculares y aliviar el estrés. Respire lenta y profundamente durante cinco minutos, tomando conciencia de cada una de sus respiraciones.

- Yoga: El yoga tiene muchos beneficios para tu salud. Además de ayudarte a relajarte y a relajarte, te ayuda a respirar mejor y a manejar el estrés. Se recomienda practicar el yoga antes de acostarse para aprovechar sus beneficios.

- Masaje: Los masajes son excelentes para eliminar las tensiones y dolores musculares que pueden impedir el sueño. Puedes masajearte a ti mismo o pedirle a un compañero que te masajee.

- Imaginaciones positivas: puede ser útil recordar momentos agradables y felices para relajar la tensión y dejar que la mente se calme. Déjate llevar por tu imaginación y piensa en una situación agradable que te ayude a dormir mejor.

- Escuchar música relajante puede ayudar a calmar tu mente y relajarte más fácilmente. Puedes elegir piezas suaves y melodiosas para ayudarte a relajarte y dormir mejor.

- Un baño caliente o una ducha caliente pueden ayudar a aliviar las tensiones y relajar los músculos. También puedes probar compresas térmicas o baños de pies calientes para ayudarte a relajarte.

Finalmente, no olvides que también puedes intentar ejercicios de visualización para ayudarte a relajarte. Visualízate navegando por un gran océano o en un exuberante bosque. Esto puede ayudarte a canalizar tu energía y a relajarte mejor.

En conclusión, las técnicas de relajación son esenciales para recuperar el sueño. Es importante encontrar maneras de relajar tu cuerpo y tu mente para ayudarte a dormir mejor y sentirte mejor. Prueba diferentes métodos para encontrar el que mejor se adapte a ti y te ayude a recuperar el sueño.

Evitar los estimulantes

Para recuperar el sueño y acabar con el insomnio, es esencial alejarse de los estimulantes. Los estimulantes se pueden consumir a través de bebidas o productos alimenticios, pero también pueden ser ambientales. Los estimulantes pueden interferir con nuestros esfuerzos por recuperar el sueño y entorpecer nuestra capacidad para conciliar el sueño.

Aquí hay algunos consejos para evitar los estimulantes y recuperar el sueño:

- Evita el consumo de cafeína y tabaco. La cafeína puede afectar nuestra capacidad para conciliar el sueño y para mantenernos dormidos. La cafeína se encuentra en el café, el té, las bebidas gaseosas y algunas bebidas energéticas, y se acumula en nuestro cuerpo durante muchas horas, impidiéndonos conciliar el sueño. El tabaco también es un estimulante y puede afectar nuestro sueño impidiéndonos conciliar el sueño y mantenernos dormidos.

- Limite el consumo de alcohol y la actividad física antes de acostarse. Evita el alcohol ya que puede dañar la calidad del sueño. También puede tener efectos eufóricos y obstaculizar nuestra capacidad para conciliar el sueño. Del mismo modo, la actividad física intensa justo antes de acostarse puede mantenernos despiertos y agotarnos.

- Limite la exposición a la luz y a la pantalla antes de acostarse. La luz puede interferir con nuestro reloj interno y nos impide quedarnos dormidos. Por lo tanto, evita la exposición a la luz azul de las pantallas como los televisores, teléfonos y computadoras antes de acostarte.

- Evite los alimentos ricos en azúcar y grasas antes de acostarse. Los alimentos ricos en azúcar y grasas pueden interferir con nuestro sueño y mantenernos despiertos. Por lo tanto, evite consumir alimentos ricos en azúcar y grasas antes de acostarse.

- Intenta bebidas calientes y hierbas. Las bebidas calientes, como la leche caliente o el té de manzanilla, pueden ayudar a relajarse y conciliar el sueño. También intenta hierbas como la valeriana, la melisa o el tilo, que pueden ayudar a relajarse y conciliar el sueño.

- Evita las siestas y los bocadillos tardíos. Las siestas pueden mantenernos despiertos y evitar que nos quedemos dormidos más tarde por la noche. Por lo tanto, evita las siestas y los bocadillos tardíos para poder dormir más fácilmente.

- Intenta ejercicios de relajación y técnicas de respiración profunda para ayudarnos a relajarnos y a conciliar el sueño. Breves sesiones de meditación también nos pueden ayudar a relajarnos y a volver a dormir.

Siguiendo estos consejos, es posible alejarse de los estimulantes y recuperar el sueño para acabar con los insomnios.

Comer de manera saludable y equilibrada

Comer saludable y equilibradamente es una parte importante del proceso para recuperar un sueño reparador y natural. Los alimentos que se consumen pueden tener efectos profundos en la calidad del sueño y en la forma en que lo sentimos. Es esencial saber qué alimentos son buenos para el sueño y qué hábitos alimenticios son los mejores para recuperar un buen sueño.

Comience con una alimentación saludable y variada, rica en frutas y verduras frescas, cereales enteros, nueces, productos lácteos, carnes magras, pescados y aceites saludables. Estos alimentos contienen todos los nutrientes y vitaminas que necesita su cuerpo para regenerarse y recuperarse. Al limitar o evitar los alimentos procesados, bebidas azucaradas, alimentos fritos y productos lácteos, se sentirá más en armonía con su cuerpo y con su sueño.

Encuentre alimentos ricos en nutrientes que contengan vitaminas y minerales esenciales para el sueño, como la vitamina B6, el zinc, el magnesio y el hierro. Puede obtener estos nutrientes comiendo alimentos como plátanos, nueces, garbanzos, pescados grasos y verduras de hoja verde. Los alimentos ricos en magnesio, zinc y vitamina B6 pueden ser útiles para reducir la ansiedad y la irritabilidad y para mejorar la calidad del sueño.

Limite su consumo de productos a base de proteínas, ya que un exceso de proteínas puede causar un aumento en los niveles de melatonina, que es la hormona que controla el sueño. También evita consumir alimentos demasiado dulces, que pueden llevar a una caída en los niveles de azúcar en la sangre y a una dificultad para conciliar el sueño.

Limite también tu consumo de cafeína, ya que puede estimular el sistema nervioso y causar trastornos del sueño. Intenta no consumir cafeína después de las 5 de la tarde y asegúrate de beber suficientes líquidos durante todo el día para mantenerte hidratado y facilitar el sueño.

Evita comer pesadamente justo antes de irte a dormir, ya que esto puede causar perturbaciones en el sueño. Un tentempié ligero y saludable antes de acostarse puede ser inofensivo e incluso beneficioso para el sueño. Los frutos secos, los productos lácteos, las nueces y las semillas son ejemplos de tentempiés saludables que pueden consumirse cerca de la hora de acostarse.

Por último, trate de comer a horas regulares y mantener un horario de alimentación. Esto puede ayudar a regular los ciclos del sueño y a mejorar la calidad y la duración del sueño. Intente comer a momentos fijos y consumir alimentos saludables y variados en cada comida para promover un buen sueño.

Día 3: Prácticas a adoptar

En el día 3, comenzarás a notar cambios y resultados en tu sueño. Pero no es el momento de relajarse, es necesario seguir practicando algunas cosas para mantener estos resultados.

El sueño es un proceso, no una acción. Por lo tanto, para recuperar el sueño, es necesario entender los fundamentos de la buena salud y de los buenos hábitos de sueño.

Aquí hay algunas prácticas para adoptar:

- Crea un entorno de sueño tranquilo y sin interrupciones. Utiliza cortinas opacas, tapones para los oídos, un humidificador, etc. para eliminar el ruido y las luces que impiden un buen descanso.

- Evite las sustancias estimulantes antes de acostarse. Evite el café y el alcohol por la noche y no fume antes de acostarse, ya que esto estimulará su cerebro y cuerpo y le impedirá conciliar el sueño.

- Desarrolle una rutina para acostarse. Trata de acostarte a la misma hora todas las noches y evita los siestazos tardíos.

- Haga yoga o haga movimientos suaves antes de acostarse. Esto disminuye la tasa cardiaca y ayuda a favorecer la calma.

- Tome un baño caliente antes de acostarse. Esto puede ayudar a relajar los músculos y a reducir el estrés.

- Utilice una lámpara de baja luminosidad en su habitación. Esto ayuda a señalar a su cuerpo que es hora de dormir.

- Evita el uso de pantallas cerca de tu cama. La luz artificial puede interferir con tu sueño.

- Escucha música relajante y calmante antes de acostarte. Esto ayudará a calmar tu mente y a dormirte más rápido.

- Prueba técnicas de relajación como el yoga del sueño, la meditación y la visualización para calmarse.

- Escriba sus pensamientos y sus preocupaciones antes de acostarse. Esto aliviará su mente y le ayudará a dormir más rápido.

- Beba un vaso de leche antes de acostarse. La leche contiene proteínas y carbohidratos que ayudan a conciliar el sueño.

- Intente utilizar técnicas de respiración profunda para relajarte. Esto puede ayudar a calmar tu cuerpo y tu mente.

- No tengas miedo de pedir ayuda si todavía tienes problemas para dormir. Es posible consultar a un especialista en sueño para ayudarte a encontrar soluciones personalizadas.

Es esencial adoptar estas prácticas para recuperar un sueño saludable y reparador. Con tiempo y perseverancia, pronto estarás en capacidad de recuperar tu equilibrio y disfrutar de un sueño profundo y reparador.

La respiración consciente:

La respiración consciente es una práctica que permite acceder a una calma interior y recuperar un sueño reparador. Al tomar conciencia de su respiración, aprenderá a relajar mejor su cuerpo y a disipar el estrés y la ansiedad que pueden ser la causa de sus insomnios.

Cuando comience a practicar la respiración consciente, comience sentándose o recostándose en una posición cómoda. Tómese una posición en la que se sienta cómodo y relajado, sin tensar demasiado los músculos de su cuerpo.

Respira por la nariz tomando conciencia de cada inhalación y exhalación. Intenta respirar profundamente y llena tu abdomen de oxígeno. Siente el aire entrando en tu cuerpo y observa cómo reacciona tu cuerpo con cada respiración. Concentrate en el aire que entra y sale.

Si tu mente empieza a divagar, vuelve tu atención a tu respiración. No te preocupes si no puedes mantener tu atención por mucho tiempo. Simplemente observa cómo funciona tu mente.

También puedes intentar sincronizar tu respiración con tu movimiento. Cierra los ojos y respira profundamente. Abre los ojos y exhala. Repite este ejercicio varias veces intentando mantener un ritmo regular.

La respiración consciente también se puede practicar durante el día para aliviar tensiones y recuperar un estado de calma y relajación. Por ejemplo, puedes tomar unos minutos para hacer una pausa y disfrutar de esta práctica.

En conclusión, la respiración consciente es una práctica muy simple y fácil de integrar en tu rutina diaria. Puede ayudarte a relajarte más y a recuperar un sueño reparador. Así que toma unos minutos cada día para practicar la respiración consciente y disfruta de los efectos que puede tener en tu sueño.

Los ejercicios físicos

Los ejercicios físicos son uno de los medios más eficaces para ayudar a recuperar un sueño reparador y saludable. Son imprescindibles para estimular la melatonina, la hormona del sueño, y para eliminar el estrés acumulado durante el día. Es fundamental entrenarse regularmente para mejorar el sueño y evitar los problemas de insomnio.

Así, para el tercer día de este mini guía, le proponemos disfrutar de los beneficios de los ejercicios físicos para recuperar el sueño.

- Realice ejercicios cardiovasculares: una sesión de 30 minutos al día ayuda a estimular la secreción de melatonina y liberar la hormona del estrés, el cortisol.

Las actividades cardiovasculares incluyen correr, trotar, andar en bicicleta o patinar.

- Hacer actividades de entrenamiento y de musculación: los ejercicios de entrenamiento y de musculación pueden ser muy beneficiosos para conciliar el sueño más rápido y dormir mejor. También ayudan a reducir el estrés y la ansiedad, y pueden ser practicados dos a tres veces a la semana.

- Practica ejercicios de respiración y relajación: estos ejercicios son muy útiles para calmar el cuerpo y la mente y aliviar el estrés. Se puede aprender mucho sobre el yoga, la meditación y la conciencia plena. Se recomienda practicar estos ejercicios al menos 10 a 15 minutos al día.

- Haga zumba o tai chi: la zumba y el tai chi son actividades que proporcionan una variedad de beneficios tanto para el cuerpo como para la mente. Es importante elegir clases adaptadas a tu nivel y a tus objetivos, y entrenar al menos dos o tres veces por semana.

- Utilice aplicaciones para ayudarlo a entrenar: las aplicaciones de entrenamiento son una excelente solución para entrenar en casa o en el camino. Pueden ayudarlo a seguir su entrenamiento y lograr sus objetivos de salud.

Finalmente, es importante encontrar un equilibrio entre el ejercicio y el descanso. Escucha a tu cuerpo y respeta tus límites. Evita entrenar por la noche porque esto puede afectar tu sueño. Si te entrenas por la noche, trata de hacerlo dos horas antes de acostarte. Por último, toma descansos regulares para reposar y relajarte.

La exposición a la luz del día

La exposición a la luz del día es un elemento fundamental para recuperar el sueño. De hecho, se necesitan horas de exposición a la luz, y más concretamente a la luz del día, para mantener un buen ritmo biológico.

Para regular su ritmo biológico y disfrutar los beneficios de la luz del día, aquí hay algunos pasos a seguir:

- Intente levantarte a una hora regular, estableciendo horarios que se ajusten a tu rutina. Levantandote a aproximadamente la misma hora cada día, tu cuerpo se adaptará a esta nueva rutina y tendrás una mejor calidad de sueño.

- Una vez levantado, intenta abrir las cortinas y dejar entrar la luz del día, que será una señal para tu cuerpo para que se adapte a este nuevo horario.

- Intenta desayunar fuera de la casa, o al menos sal a caminar a un lugar con luz. Esto te ayudará a sentirte con más energía y a que tu ritmo biológico se adapte a esta nueva rutina y horario.

- Si es posible, intente tener una actividad física al aire libre, la cual te ayudará a acelerar tu metabolismo y ritmo biológico, y te ayudará a tener una mejor calidad de sueño.

- No te quedes dentro demasiado tiempo, intenta dar un paseo al aire libre o dirigirte a un café o un parque para disfrutar de la luz del día.

- Evita usar el teléfono y pantallas antes de ir a la cama. La luz azul emitida por estos dispositivos puede perturbar tu ritmo biológico y hacer que tengas dificultades para conciliar el sueño.

- Intente acostarte a una hora razonable y estable, y si es posible a la oscuridad. Esto te ayudará a dormirte más fácilmente y a tener una mejor calidad de sueño.

Con estos consejos, deberías estar en capacidad de recuperar tu sueño y sentirte más descansado y con energía durante todo el día. Así que, comienza a disfrutar de los beneficios de la luz del día y recupera el sueño que necesitas.

Acupuntura y Yoga

La acupuntura y la yoga son prácticas reconocidas por sus efectos relajantes y por su capacidad para ayudar a recuperar un sueño reparador. Para beneficiarse de sus efectos, se recomienda consultar a un médico acupuntor para guiarlo y evaluar el problema.

La acupuntura es una medicina tradicional china que consiste en la inserción de agujas finas y seguras en puntos específicos de tu cuerpo. Las agujas buscan crear flujo en el cuerpo y equilibrar tu energía para estimular la curación. La acupuntura puede ser muy eficaz para aliviar el estrés, la tensión muscular y la ansiedad asociadas a los trastornos del sueño. También puede ser una herramienta útil para tratar directamente los trastornos del sueño.

El yoga también es una herramienta poderosa para el sueño. Las posturas de yoga y los ejercicios de respiración pueden dar buenos resultados para reducir el estrés y la ansiedad, y mejorar la calidad del sueño. Las posturas de yoga son específicas para cada persona, pero algunas posturas son más adecuadas para la relajación y el sueño.

Muchos estudios de yoga ofrecen clases de yoga para el sueño, que enseñan posturas y respiración. También hay programas de yoga en línea que te ayudan a descubrir las posturas y a incorporarlas a tu rutina diaria. Las posturas de yoga generalmente son muy seguras y pueden ser practicadas por principiantes y personas más avanzadas.

Las prácticas de yoga y acupuntura pueden ser complementarias y pueden ayudarte a recuperar un sueño saludable y reparador. También existen otras prácticas como el Tai Chi y el Qi Gong que pueden ayudar a reducir el estrés y relajarte. Encuentra la práctica que mejor se adapte a ti y que te ayude a recuperar un sueño reparador y saludable.

Día 4: Los beneficios de las hierbas

Cuando llegues al cuarto día de este mini-guía para combatir el insomnio, puedes empezar a explorar los beneficios de las hierbas. Las hierbas son un remedio natural que se puede usar para ayudar a conciliar el sueño y relajar el cuerpo y la mente. Hay muchas hierbas que se conocen por sus propiedades sedantes y relajantes que pueden ayudarte a conseguir un sueño reparador.

Las hierbas utilizadas para el tratamiento de los trastornos del sueño pueden consumirse en forma de tisanas o suplementos alimenticios. Las hierbas más comúnmente utilizadas son:

- La valeriana: contiene compuestos que pueden ayudar a relajar el cuerpo y calmar la mente, lo que puede promover el sueño.

- La manzanilla: es conocida por sus propiedades antiinflamatorias y sedantes que pueden ayudar a reducir la agitación y a ayudarle a dormirse más fácilmente.

- La melisa: a menudo se usa para calmar la mente y relajarse antes de acostarse. También se conoce por sus propiedades antioxidantes y antiinflamatorias.

- La pasiflora: Se usa con frecuencia por sus propiedades sedantes y calmantes que pueden ayudar a aliviar la ansiedad y promover un sueño más profundo.

- El amapola de California: esta planta contiene compuestos que pueden ayudar a reducir el insomnio y ayudarlo a dormir más fácilmente.

- La raíz de valeriana: a menudo se usa por sus propiedades sedantes y relajantes que pueden ayudar a calmar la mente y favorecer un sueño más reparador.

- La manzanilla: es conocida por sus propiedades calmantes y sedantes que pueden ayudar a reducir la ansiedad y ayudar a conciliar el sueño más fácilmente.

- El tilo: es conocido por sus propiedades sedantes y calmantes que pueden ayudar a relajar el cuerpo y tranquilizar la mente.

- La pasiflora: a menudo se usa debido a sus propiedades sedantes y calmantes que pueden ayudar a reducir la ansiedad y promover un sueño más profundo.

Además de estas hierbas, hay otros remedios a base de plantas que pueden ayudarle a recuperar el sueño. Estas plantas incluyen magnesio, griffonia, azafrán y melisa. Las plantas se pueden consumir en forma de té o suplementos alimenticios para ayudar a recuperar el sueño.

Es muy importante entender que cada persona reacciona de manera diferente a las hierbas. Por lo tanto, es importante comenzar con cantidades pequeñas y aumentar gradualmente la dosis para encontrar la dosis que mejor se adapte a tu estado y necesidades. No olvides consultar a un profesional de la salud antes de comenzar a tomar suplementos a base de plantas, ya que pueden interactuar con otros medicamentos que estés tomando.

Las plantas para la relajación y el sueño

Día 4 de tu mini guía sobre el insomnio se titula Los beneficios de las hierbas. De hecho, algunas hierbas pueden ayudar a recuperar el sueño. Estas hierbas son tanto relajantes como calmantes.

Entre las más conocidas hay manzanilla, escholtzia, tilo, espino blanco, valeriana, pasiflora y melisa.

La manzanilla es un producto muy conocido por sus propiedades relajantes y sedantes. Sus flores son reconocidas por sus propiedades calmantes y desestresantes. En la medicina tradicional, se usa para ayudar a dormir, para calmar la ansiedad y para aliviar la ira y la tristeza. Puede consumirse en diferentes formas: en té, infusión, extracto o en forma de comprimidos.

La escholtzia es una planta que también es muy útil para recuperar el sueño y relajarse. Se utiliza para combatir la insomnio y la ansiedad, y para disminuir las palpitaciones cardíacas. Tiene propiedades sedantes y relajantes que pueden ayudar a encontrar el sueño y reducir el estrés. Se puede consumir en forma de té, comprimidos o extractos.

El tilo es una planta que tiene propiedades relajantes y sedantes. Es una planta muy popular por sus virtudes calmantes y relajantes. Puede ayudar a calmar los nervios y relajarse. Se puede consumir como té, infusión, pastillas o extractos.

La espino amarillo es una planta que también es conocida por sus propiedades relajantes y sedantes. Ha sido utilizada durante siglos para ayudar a relajarse y a encontrar el sueño. Se puede consumir en forma de té, infusión, comprimidos o extractos.

La valeriana es una planta conocida por sus propiedades relajantes y sedantes. Se usa para ayudar a relajarse y encontrar el sueño. Se puede consumir como té o infusión, o como comprimidos o extractos.

La pasiflora es una planta que también es muy útil para recuperar el sueño y relajarse. Se usa para combatir la insomnio y la ansiedad, y para reducir los latidos cardíacos. Puede consumirse en forma de té, comprimidos o extractos.

La melisa es una planta conocida por sus propiedades relajantes y sedantes. Esta planta es muy popular por sus propiedades calmantes y tranquilizantes. Puede ayudar a calmar los nervios y relajarse. Se puede consumir en forma de té, infusión, comprimidos o extractos.

Es también importante tener en cuenta que el uso de estas hierbas puede resultar muy útil para conciliar el sueño y relajarse, pero también es importante consultar a un médico antes de usarlas. Algunas hierbas pueden interactuar con algunos medicamentos u otras sustancias, y es importante informarse y consultar a un profesional.

Las infusiones y sus beneficios

Las infusiones son un excelente método para recuperar un sueño reparador. No solo son deliciosas, sino que también pueden ayudar a combatir los insomnios. Las plantas y las hierbas utilizadas para las infusiones poseen muchas propiedades beneficiosas para el sueño.

Las tisanas hechas a base de hierbas son un excelente modo de proporcionar a tu cuerpo nutrición y compuestos relajantes. Algunas hierbas son conocidas por su efecto calmante y hipnótico, y pueden ayudarte a encontrar el sueño. Las hierbas medicinales que a menudo se usan para las tisanas incluyen:

- La manzanilla: esta hierba es conocida por sus propiedades calmantes y sedantes y a menudo se usa para aliviar la ansiedad y el insomnio.
- La pasiflora: esta planta es una excelente fuente de magnesio y se conoce por sus propiedades relajantes.
- La melisa: esta hierba es conocida por sus propiedades antiespasmódicas y calmantes y a menudo se utiliza como remedio natural contra la ansiedad y el insomnio.

- La valeriana: esta hierba es conocida por sus propiedades relajantes y sedantes y a menudo se usa para aliviar el insomnio y los dolores de cabeza.
- La Menta: Esta hierba se usa a menudo para aliviar la tensión y la ansiedad, y también se conoce por sus propiedades sedantes y relajantes.
- La lavanda: Esta hierba es conocida por sus propiedades relajantes y calmantes y a menudo se usa para aliviar la ansiedad y el insomnio.

Además de sus propiedades relajantes y sedantes, las infusiones son una forma segura, sencilla y saludable de hidratarse y añadir vitaminas y minerales a tu alimentación. Las infusiones también son ricas en antioxidantes que pueden ayudar a neutralizar los radicales libres que pueden ser dañinos para el sueño. Bebiendo infusiones, puedes disfrutar de los beneficios de sus propiedades calmantes y sedantes al mismo tiempo que te hidratas.

Por último, una de las grandes ventajas de las infusiones es la variedad de sabores. Puedes añadir diferentes hierbas a tu tisana para darle un sabor más dulce o más fuerte, según tus preferencias. Además, al mezclar diferentes hierbas, puedes obtener un té que responda específicamente a tus necesidades. Por ejemplo, si deseas aliviar la ansiedad y la nerviosidad, puedes mezclar manzanilla, menta y valeriana.

Las tisanas son, por lo tanto, una excelente solución a tener en cuenta para recuperar un sueño reparador. Son fáciles de preparar y pueden ayudar a combatir el insomnio gracias a sus propiedades relajantes y sedantes. Finalmente, puedes adaptar fácilmente su sabor y sus ingredientes para crear la tisana que mejor te convenga.

Los beneficios del magnesio

El magnesio es un nutriente esencial que puede tener un impacto significativo en su calidad de sueño. Ayuda a reducir el estrés y combatir la ansiedad que son comúnmente la causa de la insomnio. Los beneficios del magnesio para el sueño consisten principalmente en:

- Reducir el estrés: el magnesio es conocido por ser relajante y para aliviar el estrés. Puede ayudar a reducir la ansiedad y la tensión nerviosa que son responsables de los problemas de insomnio. Además, se sabe que ayuda a mejorar el sueño al reducir el tiempo necesario para conciliar el sueño.

- Regula los ciclos del sueño: el magnesio puede ayudar a regular los ciclos del sueño actuando sobre las hormonas que controlan el sueño. Al regular tu ciclo de sueño, puede ayudar a equilibrar tu sistema nervioso y a mejorar tu calidad de sueño.

- Reducir los problemas de sueño: el magnesio puede ayudar a reducir los problemas de sueño como la dificultad para conciliar el sueño y permanecer dormido. Además, puede ayudar a calmar el sistema nervioso y a tranquilizar los pensamientos que pueden interferir con el sueño.

- Mejorar la calidad del sueño: El magnesio puede ayudar a mejorar la calidad del sueño regulando el ciclo de sueño y reduciendo el tiempo necesario para conciliar el sueño. Además, al reducir el estrés y la ansiedad, puede facilitar un sueño más profundo y de mejor calidad.

Además de sus beneficios para el sueño, el magnesio también es beneficioso para la salud en general. Se conoce por mejorar el funcionamiento cardiovascular, regular el metabolismo y apoyar el sistema inmunológico. También es beneficioso para la salud de los huesos, los músculos y los nervios.

El magnesio puede consumirse como suplemento dietético o alimentos. Los alimentos ricos en magnesio incluyen verduras de hoja verde, nueces, semillas, cacao, pescado, carne y legumbres. Los suplementos dietéticos también son una excelente fuente de magnesio. Es importante leer las etiquetas para asegurarse de que el producto sea seguro y proporcione la cantidad correcta de magnesio.

Día 5: Técnicas cognitivas

El quinto día de su mini guía para acabar con el insomnio se dedica a las técnicas cognitivas. Estas son un conjunto de técnicas de gestión de pensamientos y emociones diseñadas para ayudar al insomne a manejar y comprender sus pensamientos ansiosos y sus emociones negativas. Las técnicas cognitivas también son útiles para desarrollar comportamientos más adaptativos y hacer frente a las dificultades de la vida cotidiana que pueden ser la causa del insomnio.

Así, para este quinto día, aprenderás a identificar los pensamientos y emociones negativas que te impiden dormir y adoptar nuevas estrategias y técnicas para manejarlos.

Consejos:

- Tómense el tiempo para observar y reconocer lo que sucede en su mente y en su cuerpo cada vez que se enfrentan a un pensamiento o emoción negativa. Toma conciencia de la forma en que tu cuerpo reacciona a estos pensamientos y emociones y observalos sin juzgarlos.

- Aprende a acoger sus pensamientos y sus emociones, aunque sean negativas. Es importante tomar conciencia de lo que sucede en su mente y permitirse sentir lo que siente sin negarlo o rechazarlo.

- Acepta y respeta tus límites. A menudo es difícil sentirse relajado y tranquilo, especialmente cuando estás bajo presión o abrumado por emociones negativas. Aprende a reconocer cuándo tu cuerpo y tu mente necesitan tiempo para relajarse y tomar un descanso.

- Desarrolle tu resiliencia y tu capacidad para hacer frente a los momentos difíciles. La resiliencia es una habilidad que puede ser adquirida. Esto significa que aprendes a adaptarte a los cambios y a enfrentar las dificultades de la vida.

- Usa la meditación para tomar conciencia de tu estado de ánimo y de tu cuerpo. La meditación es una herramienta muy poderosa para darse cuenta de lo que está pasando dentro de ti. Te permite tomar conciencia de tus pensamientos y sentimientos y aceptarlos sin juzgarlos.

- Aprende a liberar sus emociones negativas de forma constructiva. Es importante que encuentres formas saludables para expresar tus emociones negativas. Esto puede incluir escribir cartas, hacer ejercicio o hablar con alguien.

- Aprende a desarrollar pensamientos positivos y a centrarse en cosas positivas. Es importante reconocer y agradecer la presencia de los momentos felices y las pequeñas cosas positivas que suceden a tu alrededor.

Esto puede incluir agradecer a la naturaleza y a las personas que son importantes para ti.

- Aprende a deshacerse de los pensamientos negativos y reemplazarlos con pensamientos positivos. A menudo, la forma más sencilla de manejar un pensamiento negativo es reemplazarlo con un pensamiento más positivo. Si te encuentras pensando algo negativo, intenta reemplazar ese pensamiento con uno más positivo.

- Aprende a controlar su estrés y a manejar el estrés de la vida cotidiana.

Técnicas cognitivas para mejorar el sueño

En el Día 5 de tu mini-guía para recuperar el sueño, abordamos técnicas cognitivas para mejorar el sueño. Estas técnicas pueden ayudar a calmar tu mente y a relajarte para dormir mejor.

Aquí hay algunos ejemplos de técnicas cognitivas:

- Respiración profunda: La respiración profunda puede ayudar a relajar el cuerpo y calmar la mente. Tome su tiempo para inhalar y exhalar profundamente cuando se sienta estresado o nervioso.

- Visualización positiva: La visualización positiva puede ayudar a reducir el estrés y la ansiedad. Cierra los ojos e imagina un lugar donde te sientas tranquilo y relajado. Visualiza los colores y las formas en tu mente y trata de relajarte.

- Relajación muscular progresiva: Esta técnica consiste en concentrarse en cada músculo de su cuerpo y relajarlos uno por uno. Esto puede ayudar a calmar tu mente y relajarte.

- Pensamiento positivo: Intenta reemplazar los pensamientos negativos y ansiosos con pensamientos positivos y tranquilizadores. Reemplaza tus No puedo hacerlo por Puedo hacerlo.

- El ejercicio puede ayudar a reducir el estrés y a dormir mejor. Encuentra una actividad física que te guste y hazla regularmente.

- Mantente activo durante el día: Intenta mantenerte activo y ocupado durante el día. Esto puede ayudarte a sentirte más tranquilo y relajado por la noche. Intenta hacer actividades como leer, escribir, jardinería, caminar, yoga, etc.

- Evita los pantallas: apaga tus teléfonos, computadoras y otros dispositivos electrónicos por lo menos una hora antes de acostarte. Las luces azules de las pantallas pueden interferir con tu sueño y evitar que te duermas.

- Una dieta saludable puede ayudar a dormir mejor. Evita los alimentos ricos en azúcar y grasas antes de acostarte. Come alimentos saludables y nutritivos como frutas, verduras, granos enteros y nueces.

- Crea un entorno cómodo: Crea un entorno cómodo y tranquilo en tu habitación. Asegúrate de que tu habitación esté a una temperatura cómoda y que tengas un colchón y una almohada cómodos. También puedes añadir artículos como cojines, velas aromáticas o música suave.

- Practicar la meditación: La meditación puede ayudar a calmar tu mente y mejorar el sueño. Encuentra una meditación que te convenga y practícala regularmente antes de acostarte.

Finalmente, las técnicas cognitivas son una excelente forma de controlar tus pensamientos y dormir mejor. Tómate el tiempo para experimentar con estas técnicas y encontrar cuáles son las más adecuadas para ti. Recuerda que el sueño no es algo que puedas forzar y que las técnicas cognitivas pueden ayudarte a recuperar el sueño reparador.

Técnicas cognitivas para recuperar el sueño

Las técnicas cognitivas pueden ser un excelente medio para recuperar el sueño y superar la insomnía. Consisten en examinar los pensamientos y creencias que subyacen en nuestras reacciones emocionales y reemplazarlas por pensamientos más adaptados a la situación.

Los principales beneficios de las técnicas cognitivas son los siguientes:

- Reducción del estrés y la ansiedad: Las técnicas cognitivas pueden ayudarle a identificar y modificar los pensamientos y creencias que aumentan su nivel de estrés y ansiedad.

- Aumentar el sentimiento de control: las técnicas cognitivas te ayudan a entender mejor y a gestionar mejor las circunstancias estresantes que son la causa de tus insomnios.

- Mejora de la calidad del sueño: Una vez que has identificado y cambiado los pensamientos que causan el insomnio, puedes comenzar a dormir mejor y sentirte más descansado.

- Reducción de los trastornos del sueño: las técnicas cognitivas pueden ayudarte a reducir muchas formas de trastornos del sueño, como la insomnio, los malos sueños, la apnea del sueño, etc.

- Gestión de emociones: Las técnicas cognitivas pueden ayudarle a desarrollar estrategias para mejorar la gestión de sus emociones y aumentar su capacidad para relajarse y dormir mejor.

- Mejora de la calidad de vida: Las técnicas cognitivas pueden ayudarlo a gestionar mejor el estrés y la ansiedad que a menudo son la causa de los problemas de insomnio y mejorar la calidad de su vida.

Para utilizar técnicas cognitivas para vencer el insomnio, el primer paso es comenzar examinando los pensamientos y creencias que están detrás de tus insomnios. Puedes usar herramientas como el diario para identificar los pensamientos y creencias que están detrás de tus insomnios. Una vez que hayas identificado estos pensamientos y creencias, puedes comenzar a reemplazarlos con pensamientos más adaptados a la situación.

La segunda etapa consiste en establecer estrategias para manejar el estrés y la ansiedad que a menudo son la causa de los insomnios. Puedes usar técnicas de relajación como la meditación, el yoga, ejercicios de respiración, etc. para ayudar a reducir el estrés y la ansiedad que pueden impedirte dormir.

La tercera etapa consiste en modificar tu entorno para favorecer el descanso. Esto puede incluir cosas como mantener una temperatura de habitación cómoda, establecer un ritual de relajación para acostarse, alejarse de la pantalla y el ruido, etc.

Finalmente, la cuarta etapa consiste en ser más activo y adoptar hábitos saludables para el sueño como el ejercicio físico, una alimentación saludable y horarios de sueño regulares. Estas costumbres pueden ayudar a mejorar la calidad y duración de tu sueño.

Siguiendo estas cuatro etapas, puedes aprender a usar técnicas cognitivas para recuperar el sueño y vencer los trastornos del sueño. La clave es asegurarse de que se tome el tiempo para comprender sus pensamientos y creencias y que se apliquen estrategias.

Las técnicas cognitivas para prevenir el insomnio

El día 5 se dedica a las técnicas cognitivas para prevenir el insomnio. Estas técnicas tienen como objetivo modificar los pensamientos y comportamientos que mantienen el insomnio y proporcionar una mejor gestión y comprensión de los factores que influyen en el sueño.

Durante un insomnio es común que los pensamientos se acumulen y provoquen la ansiedad y la agitación que impide el sueño. Las técnicas cognitivas permiten trabajar con estos pensamientos y tomar conciencia de ellos para reemplazarlos con pensamientos más positivos y tranquilizantes.

Una buena práctica es tomarse el tiempo para sentarse y anotar los pensamientos y creencias que nos impiden conciliar el sueño. Una vez que estos pensamientos hayan sido identificados, las siguientes son técnicas cognitivas que pueden ser utilizadas para reemplazarlos con pensamientos más positivos y tranquilizadores:

- Cuestionamiento o cuestionamiento de los pensamientos: Se trata de cuestionar los pensamientos automáticos negativos, poniéndose en el lugar de otra persona y preguntándose objetivamente si esos pensamientos son realmente fundados.

- Desmitificación de los pensamientos y creencias: Se trata de reconocer que algunos pensamientos y creencias están tan profundamente arraigados que se han convertido en realidades para nosotros. Por lo tanto, es importante cuestionarlos y enfrentarlos para reducir su influencia en nuestros pensamientos y nuestro sueño.

- Práctica de la aceptación y tolerancia: Es importante reconocer los sentimientos y pensamientos que son difíciles de aceptar y aceptarlos como parte de uno mismo. Esto permite tomar distancia hacia los pensamientos y mirarlos con objetividad.

- Relajación muscular: Se trata de hacer ejercicios de contracción y de relajación muscular para ayudar a relajar el cuerpo y a calmar la mente.

- Visualización: se trata de usar la imaginación para visualizarse en un estado de relajación, lo que puede ayudar a crear un estado mental más tranquilo y sereno.

- Respiración profunda y controlada: Tomar el tiempo para respirar profundamente y con calma puede ayudar a reducir el estrés y aliviar las tensiones musculares.

- Meditación y relajación: La meditación y la relajación son herramientas poderosas para ayudar a centrarse y relajarse mental y físicamente.

- Planificación y manejo proactivo: Es importante tomar medidas para manejar y reducir los factores que contribuyen a la dificultad para conciliar el sueño, como reducir el consumo de cafeína y alcohol y evitar los siestas durante el día.

Por último, otra técnica eficaz consiste en reemplazar los pensamientos negativos por pensamientos positivos y beneficiosos. Esto se puede hacer enfocándose en cosas positivas y comprometiéndose a encontrar formas de lidiar con las dificultades.

En resumen, las técnicas cognitivas pueden ayudar a prevenir el insomnio cambiando los pensamientos y comportamientos que contribuyen al insomnio y proporcionando un mejor manejo y comprensión de los factores que influyen en el sueño.

Día 6: Detectar las enfermedades relacionadas con el insomnio

Durante el sexto día de nuestro mini guía, hablaremos de las enfermedades relacionadas con el insomnio y en lo que debe estar atento.

Es realmente esencial recordar que siempre debe consultar a su médico si siente que su sueño está afectado por una enfermedad. Los trastornos del sueño pueden ser causados por una variedad de enfermedades, incluyendo:

- Enfermedad de Parkinson: una enfermedad neurológica que causa temblores y movimientos lentos. Las personas con enfermedad de Parkinson a menudo tienen dificultades para lograr un sueño reparador y para despertarse temprano en la mañana.

- Insuficiencia respiratoria: Esto sucede cuando el cuerpo no recibe suficiente oxígeno para funcionar correctamente. Las personas con insuficiencia respiratoria pueden tener insomnio, somnolencia diurna y pobre calidad del sueño.

- Hipertensión arterial: una presión arterial alta puede causar dificultades para dormir, despertares nocturnos frecuentes y una mala calidad del sueño.

- Los trastornos de ansiedad y depresión pueden causar problemas para dormirse y permanecer dormido. Las personas que sufren de estos trastornos también pueden tener despertares nocturnos y una mala calidad del sueño.

- Síndrome de piernas inquietas: este síndrome provoca malestar y sensaciones desagradables en las piernas que pueden interrumpir el sueño.

- Trastornos del movimiento: los trastornos del movimiento pueden causar movimientos involuntarios del cuerpo que pueden afectar la calidad del sueño.

- Troubles de la tiroides: una tiroides hipoactiva puede causar dificultades para conciliar el sueño y permanecer dormido, así como una mala calidad del sueño.

- Enfermedad de la vejiga: las personas que padecen esta enfermedad pueden sufrir deseos frecuentes de orinar, lo que puede afectar el sueño.

- Síndrome de apnea del sueño: el síndrome de apnea del sueño se caracteriza por pausas respiratorias repetidas durante el sueño. Las personas con síndrome de apnea del sueño pueden despertarse varias veces durante la noche y tener dificultad para volver a un sueño reparador.

Es importante consultar con un médico para cualquier problema de sueño que persista. Su médico puede diagnosticar y tratar cualquier enfermedad que pueda estar detrás de su insomnio. También puede ayudarle a encontrar maneras de gestionar y aliviar su sueño.

Enfermedades relacionadas con el insomnio

Las enfermedades relacionadas con el insomnio pueden ser tan variadas como los síntomas que se pueden observar. Los insomnios crónicos o los despertares nocturnos pueden ser una señal de un problema psicológico, desequilibrio hormonal o una condición médica más grave.

- Los trastornos psiquiátricos: Los trastornos psiquiátricos son una de las principales causas de trastornos del sueño. Las personas que tienen trastornos como ansiedad, depresión y trastornos del comportamiento alimentario son más propensas a padecer insomnio. La ansiedad y la depresión pueden causar insomnio persistente y el tratamiento de estos trastornos puede ayudar a aliviar el insomnio.

- Los trastornos del movimiento y el sueño: Los trastornos del movimiento y el sueño, como la narcolepsia, pueden provocar despertares nocturnos y dificultades para conciliar el sueño. La narcolepsia es una enfermedad neurológica que se caracteriza por periodos excesivos de sueño y una tendencia a quedarse dormido en situaciones inapropiadas. Otros síntomas de la narcolepsia incluyen alucinaciones y una incapacidad para mantenerse despierto durante periodos prolongados. Otros trastornos del movimiento y del sueño, como el síndrome de piernas inquietas, también pueden causar disturbios del sueño.

- Los trastornos hormonales: Los trastornos del sueño también pueden ser un indicio de un desequilibrio hormonal. Las mujeres son más propensas a padecer insomnio durante sus períodos menstruales y en la menopausia. Los trastornos de la tiroides y la melatonina también pueden causar trastornos del sueño.

- Los trastornos del ritmo circadiano: los trastornos del ritmo circadiano son una causa frecuente de insomnio. Estos trastornos se caracterizan por perturbaciones en el ritmo natural de los ciclos de sueño y vigilia. Los trastornos del ritmo circadiano pueden estar relacionados con trabajos nocturnos, cambios en la hora o un desfase horario. Las personas que sufren de estos trastornos pueden tener dificultad para conciliar el sueño y permanecer dormidas durante un período prolongado.

- Las alergias y afecciones respiratorias: Las alergias y las afecciones respiratorias también pueden ser la causa de problemas para dormir y despertarse en la noche. Las personas con alergias pueden experimentar congestión nasal y tos alérgica que pueden interrumpir su sueño. Las afecciones respiratorias, como el asma, también pueden causar perturbaciones en el sueño.

- Las afecciones cardiovasculares y neurológicas: las afecciones cardiovasculares y neurológicas también

pueden ser la causa de trastornos del sueño. Los
problemas cardiovasculares pueden causar sensación
de opresión en el tórax y insomnio persistente. Los
trastornos neurológicos, como la esclerosis múltiple,
también pueden causar despertares nocturnos
regulares.

- El uso de drogas y alcohol: El uso excesivo de drogas y
  alcohol puede llevar a trastornos del sueño. El alcohol
  puede interrumpir el sueño y causar despertares
  nocturnos.

Los medicamentos para tratar el insomnio

Es evidente que los medicamentos pueden ser un medio eficaz
para tratar el insomnio. Sin embargo, solo se recomiendan
como último recurso. Los medicamentos más recetados para
el insomnio son los hipnóticos, que son somníferos.
Generalmente se recetan en caso de síntomas leves a
moderados y solo deben usarse por un período limitado para
evitar efectos secundarios y riesgos de dependencia.

Los hipnóticos pueden ser sedantes, que son más leves y
tienen menos efectos secundarios. También pueden ser
analgésicos hipnóticos, que son más fuertes y tienen más
efectos secundarios. Los médicos también pueden recetar
antidepresivos para ayudar a reducir la insomnio. Los
antidepresivos pueden ayudar a reducir la ansiedad y regular
el ciclo sueño-vigilia.

Antes de tomar medicamentos para tratar el insomnio, es importante entender los posibles efectos secundarios y riesgos. Los efectos secundarios más comunes de los medicamentos para dormir son somnolencia, dolor de cabeza, somnolencia y confusión. También pueden causar problemas de memoria, desmayos, mareos y cambios de humor. Es importante hablar con su médico sobre todos los efectos secundarios y la posibilidad de adicción antes de tomar medicamentos para el insomnio.

Los medicamentos pueden ser una solución efectiva para tratar el insomnio, pero es importante tomarse el tiempo para consultar con un profesional de la salud para determinar la mejor solución para usted. Su médico puede ayudarle a determinar qué medicamentos y a qué dosis debe tomar.

Los beneficios de los medicamentos para tratar el insomnio incluyen:

- Una mejora casi inmediata en el estado de insomnio.

- Ellos pueden ayudar a restaurar los ciclos de sueño más rápido.

- También pueden aliviar el estrés y la ansiedad que pueden provocar el insomnio.

Sin embargo, también hay desventajas de tomar medicamentos para tratar el insomnio, como:

- Posibles efectos secundarios como dolor de cabeza, mareos, somnolencia, confusión o sueño profundo.

- Una dependencia física o psicológica.

- Los medicamentos tardan en hacer efecto y no son una solución a largo plazo para tratar el insomnio.

Antes de tomar medicamentos para tratar el insomnio, es importante entender los posibles efectos secundarios y riesgos. También es importante hablar con su médico para asegurarse de que los medicamentos recetados sean adecuados para sus necesidades y su salud. También es importante seguir las instrucciones del médico y nunca tomar medicamentos sin hablar con su médico primero.

Día 6: Detección de enfermedades relacionadas con el insomnio

Métodos alternativos

Las alternativas para tratar y prevenir el insomnio son una excelente opción para aquellos que no tienen tiempo o dinero para consultar a un profesional de la salud. Existen muchos tratamientos disponibles, como:

- La meditación y el relajamiento. La meditación y el relajamiento son herramientas poderosas que pueden ayudar a calmar el cuerpo y la mente y a aliviar el estrés. Los ejercicios de meditación y relajación pueden ayudarlo a relajarse, concentrarse y manejar mejor los niveles de estrés que pueden contribuir a la insomnio.

- La Terapia Cognitivo-Conductual. La Terapia Cognitivo-Conductual (TCC) es un enfoque psicológico que busca modificar los comportamientos o pensamientos que pueden contribuir al insomnio. Herramientas como el diario de sueño, la reestructuración cognitiva y la terapia conductual pueden ayudar a tratar y prevenir el insomnio.

- Suplementos a base de plantas. Los suplementos a base de plantas, como la melatonina, la valeriana, el magnesio y el triptófano, pueden ayudar a mejorar la calidad y duración del sueño. Sin embargo, antes de tomar suplementos a base de plantas, se recomienda consultar a un médico o un profesional de la salud calificado para discutir los riesgos y los beneficios potenciales.

- Los ejercicios físicos. Además de ser una excelente forma de divertirse, el ejercicio puede ayudar a aliviar el estrés y mejorar la calidad y duración del sueño. El ejercicio regular también puede ayudar a reducir los síntomas de la insomnio.

- Los cambios alimentarios. Modificar sus hábitos alimenticios puede ayudar a mejorar la calidad y la duración del sueño. Una alimentación saludable y equilibrada puede ayudar a reducir los síntomas del insomnio, mientras que evitar los alimentos y las bebidas estimulantes antes de acostarse también puede contribuir a mejorar el sueño.

- La acupuntura. La acupuntura es una práctica médica que puede ayudar a aliviar el estrés y a mejorar la calidad y duración del sueño. Los puntos específicos que se estimulan pueden ayudar a reducir los síntomas de la insomnio.

- La luz del sol. Una exposición adecuada a la luz del sol puede ayudar a desencadenar las hormonas del sueño y mejorar la calidad y duración del sueño. La luz ultravioleta también puede ayudar a regular el ciclo vigilia-sueño y a aliviar los síntomas de insomnio.

- El yoga y el tai chi. El yoga y el tai chi son formas de meditación que pueden ayudar a calmar el cuerpo y la mente y mejorar la calidad y la duración del sueño. Los ejercicios de yoga y tai chi pueden ayudar a reducir los síntomas de la insomnía y a gestionar mejor el estrés y la ansiedad.

Día 7: ¿Cuándo consultar a un médico?

En el último recurso, cuando ha fallado cualquier otro intento de lograr un sueño normal, es posible que sea el momento de consultar a un médico. Un médico puede evaluar las causas subyacentes de su insomnio y asesorar sobre los tratamientos posibles.

Primero, prepárate para tu cita médica tomando nota de los síntomas que has experimentado y pensando en las preguntas que quieres hacer. Esto le permitirá a tu médico tener una mejor imagen de tu estado y de tu salud en general.

Tu médico te puede hacer preguntas acerca de tu estilo de vida y las circunstancias que ocurrieron antes y durante tu intento de recuperar el sueño. Él puede pedirte que completes un cuestionario de evaluación física y psicológica, y también puede realizar pruebas de sangre y exámenes físicos para evaluar tu salud en general.

Existen varios tratamientos opcionales disponibles para tratar los trastornos del sueño, incluyendo medicamentos, prácticas de relajación, cambios en el comportamiento y terapia. Los medicamentos a menudo se usan para tratar los trastornos del sueño a corto plazo, pero pueden no ser beneficiosos a largo plazo. Las técnicas de relajación y los cambios en el comportamiento son estrategias a largo plazo para conciliar el sueño y permanecer dormido toda la noche. También es posible que su médico le recomiende consultar a un psicólogo para obtener consejos sobre cómo manejar su estrés y preocupaciones que pueden interferir con su sueño.

Cualquiera que sea el tratamiento que su médico le sugiera, es importante recordar que cada persona es diferente y que lo que funciona para uno no necesariamente funcionará para el otro. Si su médico le prescribe un tratamiento, asegúrese de seguir las instrucciones y de contactar a su médico si nota cambios en su sueño o efectos secundarios indeseables.

Además de los tratamientos médicos, su médico también puede recomendarle cambios en su estilo de vida para ayudarlo a recuperar un sueño normal. Por ejemplo, el médico puede aconsejarle hacer cambios en su dieta y estilo de vida, reducir el consumo de estimulantes como la cafeína y el alcohol, y adoptar ritos para ayudarlo a dormirse y mantenerse dormido.

Es importante recordar que el consumo excesivo de medicamentos para dormir no es seguro y puede agravar su insomnio. Si está tomando medicamentos para dormir, asegúrese de tomarlas en dosis recomendadas y sólo durante un período de tiempo corto. No tome otros medicamentos para dormir sin la aprobación de su médico.

Finalmente, una vez comenzado el tratamiento, supervise atentamente su progreso y consulte a su médico si ve cambios o si no obtiene los resultados deseados. Con las herramientas adecuadas y la información correcta, puede aprender a manejar su insuficiencia.

Cuando el insomnio se vuelve crónico

Cuando el insomnio se vuelve crónico, es el momento de consultar a un médico. Algunos factores pueden ser la causa de estos despertares nocturnos. Por lo tanto, es importante reconocer los signos y síntomas de insomnio crónico y consultar a un médico para un diagnóstico y un tratamiento adecuado.

Las causas del insomnio crónico pueden ser múltiples:

- El dolor crónico o los dolores relacionados con una enfermedad o una lesión.

- El estrés y la ansiedad que pueden estar relacionados con la salud mental o con eventos cotidianos de la vida.

- Un entorno de sueño incómodo o ruidoso.

- Cambios hormonales relacionados con la menopausia, el embarazo o el uso de medicamentos.

- Un desequilibrio de hormonas tiroideas, deficiencias nutricionales o enfermedades metabólicas.

- Los efectos secundarios de los medicamentos.

- Hábitos de sueño poco saludables y una mala higiene de sueño.

Si ves que tu insomnio no mejora a pesar de los cambios de estilo de vida, sesiones de relajación y remedios naturales, es el momento de consultar a un médico. Tu médico puede recetarte medicamentos para aliviar los síntomas y ayudarte a tratar la causa subyacente. Tu médico también puede dirigirte a un profesional de la salud competente que pueda recomendarte terapias y consejos para ayudarte a manejar mejor tu problema.

Es también importante tratar de entender por qué la insomnio se ha vuelto crónica y reducir o eliminar los factores que pueden causarla. El entorno de sueño puede ser un factor importante, así como el estrés y la ansiedad. Intenta encontrar formas de manejar tu estrés y preocupaciones, como relajarse y practicar ejercicios de meditación antes de acostarse.

También puede probar remedios naturales como plantas medicinales, aromaterapia, aceites esenciales y hierbas para ayudar a aliviar los síntomas y mejorar la calidad de su sueño. Estos remedios pueden ser muy beneficiosos para algunas personas, pero es importante consultar a su médico antes de comenzar a usarlos.

Finalmente, es importante reconocer que el insomnio crónico puede ser un signo de un trastorno subyacente, como un trastorno de ansiedad o depresión o una enfermedad médica. En este caso, su médico puede dirigirlo a un profesional de la salud calificado que pueda ayudarlo a identificar la causa subyacente y desarrollar un plan de tratamiento adaptado a sus necesidades.

Las consecuencias médicas del insomnio

Las consecuencias médicas relacionadas con el insomnio pueden ser muy graves y numerosas. La mala calidad del sueño tiene un impacto en el organismo y puede causar problemas de salud como:

- Dificultades para concentrarse y para recordar

- Una disminución general de la energía

- Un aumento del riesgo de accidentes

- Una depresión

- Una ganancia de peso

- Un aumento del riesgo de enfermedades cardíacas, diabetes tipo 2 y enfermedades respiratorias

- Una aumentación del estrés

- Una disminución de las defensas inmunitarias

Además, el insomnio puede tener un impacto en la calidad de vida en general. Puede afectar la capacidad para trabajar e incluso para funcionar normalmente en una sociedad. Las personas con insomnio son más propensas a experimentar fatiga crónica y cambios de humor, lo que puede afectar sus relaciones con sus seres queridos y compañeros de trabajo.

Por último, y sobre todo, un sueño de calidad es esencial para un buen funcionamiento psicológico y físico. Los efectos negativos en la salud causados por el insomnio son numerosos y pueden ser muy graves. Por esta razón, es esencial tomar medidas para tratar el insomnio y recuperar un buen sueño. Si sus intentos por resolver sus problemas de insomnio han fracasado, es importante consultar a un médico para encontrar soluciones adecuadas.

Cuándo consultar a un médico por insomnio

El sueño es vital para la salud y el buen funcionamiento del organismo, por lo que es esencial obtener un tratamiento médico para los trastornos del sueño. Sin embargo, antes de consultar a un médico por su insomnio, es importante entender cómo se manifiesta esta enfermedad.

Los médicos generalmente son capaces de diagnosticar un trastorno del sueño en base a los síntomas y antecedentes médicos del paciente. Además, también pueden aconsejar formas de mejorar su sueño.

Cuando consulte a un médico por su insomnio, es importante proporcionar información detallada sobre sus síntomas y hábitos de sueño. Estos son algunos elementos clave que debe mencionar:

- ¿Cuándo comenzaste a sufrir de insomnio?

- ¿Cuáles son tus síntomas?

- ¿Te despiertas por la noche o eres incapaz de dormirte?

- ¿Cuáles son sus antecedentes médicos?

- ¿Tienes hábitos saludables de sueño?

- ¿Toma algún medicamento o suplemento?

También es importante mencionar si padece de trastornos asociados: ansiedad, depresión, estrés, etc. Esta información permitirá al médico evaluar mejor su estado y ofrecerle un tratamiento adecuado.

Finalmente, se recomienda hablar con su médico acerca de sus expectativas y objetivos. Por ejemplo, ¿desea simplemente mejorar la calidad de su sueño o lograr dormirse con más facilidad? Entonces el médico podrá adaptar el tratamiento a sus necesidades específicas.